JN104506

機能性食品による真の悪玉コレステロールである

小型LDLコレステロールの低減

著者　寺尾啓二

はじめに

　LDLコレステロールが高い状態が続くと冠動脈疾患（CHD）などの動脈硬化リスクが高まることからLDLコレステロールは重要なリスクマーカーとして広く認知され、LDLコレステロールを下げる作用を持つ特定保健用食品や機能性食品が現在いくつも上市されています。

　小型LDLコレステロールとはLDLコレステロール粒子の中でサイズが小さなものを言うのですが、冠動脈疾患(CHD)患者の中にLDLコレステロールが正常域でも小型LDLコレステロールが多い人がいることが発見されたことから、小型LDLコレステロールが真のリスクマーカーとして年々注目されてきています。

　なお、小型LDLコレステロールという名称については、他にも小粒子LDLコレステロール、small LDL（sLDL）コレステロール、small dense LDL（sdLDL）コレステロール、small, dense LDLコレステロールなどがありますが、本書では一般の人がよりイメージしやすいという理由で小型LDLコレステロールを採用しています。

　難消化性 α -オリゴ糖（物質名: α -シクロデキストリン）は発酵性を有する6 糖の環状オリゴ糖で、摂取時に食後血糖値や血中中性脂肪値の上昇抑制作用、腸内環境の改善作用などを有する多機能性の食品素材です。最近、この難消化性 α -オリゴ糖には小型LDLコレステロールの低減作用を持つことが報告されました。そこで、本書では、健康診断における小型LDLコレステロール検査 の重要性について、そして、難消化性 α -オリゴ糖をはじめとして魚油やアマニ油などに含有する ω 3不飽和脂

肪酸、ヒトのカラダの中で作られている機能性栄養素であるヒトケミカルなどの小型LDLコレステロールの低減作用について紹介していきます。

　具体的には、第一章では、小型LDLコレステロールとは、いったいどのようなものか、そのリスクマーカーとしての精度の高さはこれまでの研究からどこまで分かっているのか、小型LDLコレステロールが多いとどれほど動脈硬化による脳梗塞や心筋梗塞を発症する危険性が高いのか、小型LDLコレステロールが多いために冠動脈疾患を患った際の医薬品による対処法にはどのようなものがあるかを説明します。

　そして、そのようなことを知った上で、第二章では、小型LDLコレステロールが多いことが健康診断で判明し、小型LDLコレステロールがもたらす動脈硬化による脳梗塞や心筋梗塞を発症する危険性の高い未病患者に対する機能性食品による対処方法にはどのようなものがあるかについて、医師や薬剤師等の専門家に向けてではなく一般の方々に分かりやすく概説します。

　尚、私自身は小型LDLコレステロールの研究に携わっていませんので、第一章の内容の多くは昭和大学の平野教授のプレゼン資料を参考にさせて頂いております。本書の目的は、あくまでも脂質異常症、冠動脈疾患、糖尿病などの疾患の未病患者に対して、リスクマーカーである小型LDLコレステロールを低減するための有効な機能性食品について一般の方々に知ってもらうことです。

もくじ

はじめに　3

第一章　真の悪玉コレステロールである
　　　　小型 LDL コレステロールについて　7
　その 1.　小型 LDL コレステロールとは　7
　　●小型 LDL コレステロールは真のリスク因子　7
　　● LDL コレステロールとはなにか　8
　　●なぜ小型 LDL コレステロールは冠動脈疾患（CHD）発症率
　　　高めるのでしょうか？　12
　その 2.　LDL 粒子はなぜ小型化するか？　14
　　●小型 LDL コレステロールはどのようにして作られてい
　　　るか。　14
　その 3.　小型 LDL コレステロールが冠動脈疾患の真のリスクマー
　　　　　カー）　18
　　●小型 LDL コレステロールが冠動脈疾患のリスクマーカー　18
　　● LDL コレステロールは心血管イベントの指標にならない　20
　その 4.　小型 LDL コレステロールと糖尿病やメタボの関係　22
　　●小型 LDL コレステロールは冠動脈疾患だけではなく糖
　　　尿病のリスクマーカーでもある　22
　　●小型 LDL コレステロールとメタボリックシンドローム　23
　　●小型 LDL コレステロールの測定方法　24
　その 5.　医薬品による小型 LDL コレステロールの減少　26
　　●小型 LDL コレステロールを下げる治療薬について　26

第二章　機能性食品による小型 LDL コレステロールの低減　30

その 1　難消化性 α - オリゴ糖による小型 LDL コレステロールの低減作用　30

●難消化性 α - オリゴ糖(物質名: α - シクロデキストリン) とは　30

●難消化性 α - オリゴ糖による小型 LDL コレステロールの低減作用に関するヒト試験　31

●なぜ、難消化性 α - オリゴ糖が脳梗塞や心筋梗塞の元となる脂質異常症の改善や予防に有効なのか　33

●難消化性 α - オリゴ糖による小型 LDL コレステロール低減作用の作用機序についての考察　37

その 2. ω 3 不飽和脂肪酸による小型 LDL コレステロールの低減作用　41

●亜麻仁油による小型 LDL コレステロールの低減効果　41

●難消化性 α - オリゴ糖による亜麻仁油の酸化に対する安定化　42

●難消化性 α - オリゴ糖による亜麻仁油の生体吸収性の向上　43

その 3. ヒトケミカルによる小型 LDL コレステロールの減少作用　45

●三大ヒトケミカルによる糖・脂質代謝　45

●ヒトケミカルとアディポネクチン　47

●小型 LDL コレステロールとインスリン抵抗性　49

●R- α リポ酸の小型 LDL コレステロール低減作用　52

●3 大ヒトケミカルの摂取の重要性　56

おわりに　58

第一章
真の悪玉コレステロールである
小型LDLコレステロールについて

その1.　小型LDLコレステロールとは

●小型LDLコレステロールは真のリスク因子

　LDLコレステロールは悪玉コレステロールと呼ばれ、従来から健康リスクの指標とされてきました。しかしながら、最近になって、LDLコレステロールの粒径を25.5ナノメートル以上の大型LDLコレステロールと25.5ナノメートル未満の小型LDLコレステロールに分けた際に大型LDLコレステロールは悪玉ではなくヒトのカラダにとって必要なものであり真の悪玉コレステロールは小型LDLコレステロールであることが、昭和大学医学部の平野勉教授の研究グループをはじめとした幾つかの国内外の研究グループによって明らかにされてきています。

　平野教授は「日本総合健診医学会」や「日本人間ドック学会学術大会」で研究内容を報告し、小型LDLコレステロールの量が冠動脈疾患と密な関係を持っていて、健康診断では、これからの診断と治療の指標として、精度の欠けるLDLコレステロールではなく、より精度の高く鋭敏なリスクマーカーである小型LDLコレステロールの測定を提案しています。

　これまでの研究から小型LDLコレステロールが真のリスク因子であり、大型LDLコレステロールはリスク因子ではなく、細

胞膜を形成するために、生理活性物質を生合成するために、そして胆汁酸をつくるために必要なコレステロールを運ぶ重要な役割があり、HDLコレステロールと同様に健康維持になくてはならないものであることが明白となっています。したがって、小型LDLコレステロールに大型LDLコレステロールを足したLDLコレステロールは健康リスクの指標にすべきではないのです。

　そこで、ここでは、小型LDLコレステロールとは、いったいどのようなものか、そのリスクマーカーとしての精度の高さはこれまでの研究からどこまで分かっているのか、小型LDLコレステロールが多いとどれほど危険なのか、小型LDLコレステロールが多いために冠動脈疾患を患った際の医薬品による対処法にはどのようなものがあるか、そして、小型LDLコレステロールが多いことが健康診断で判明した際の未病患者に対する機能性食品による対処方法にはどのようなものがあるかなどについて、一般の方々にも分かりやすく概説していきます。

●LDLコレステロールとはなにか
　そもそも「LDLコレステロール」とは、コレステロールを運ぶために形成された粒子の集合体「リポタンパク質」を、密度と粒子サイズなどから種類分けしたものの一つです。コレステロールは、体の中で合成されると、それ単体ではなく、脂質やリン脂質とともに集合体となり、リンパ管や血液を介して末梢組織まで運ばれます。その運搬機能を果たすために形成されるのがリポタンパク質なのです。リポタンパク質は、集合したコレステロールやリン脂質、中性脂肪の割合によって密度や粒子サイズが異なり、大きい順に「カイロミクロン（CM」、「超低

比重リポタンパク（VLDL）」、いわゆるこれまでに悪玉コレステロールと呼ばれてきた「低比重リポタンパク（LDL）」、善玉コレステロールと呼ばれる「高比重リポタンパク（HDL）」に分けられます。このうち"低比重リポタンパク（LDL）"として分けられたリポタンパク質が、「LDLコレステロール」と呼ばれているのです。

　つまりLDLコレステロールとは低密度リポタンパク（Low Density Lipo-protein）の略でリポタンパクと呼ばれている粒子の1種類です。リポタンパクの構造は**図1–1**のように水に溶けない油であるコレステロールエステル（CE）とTG（中性脂肪、トリアシルグリセリン）を中心に、両親媒性のリン脂質やアポリポタンパクによって覆われたミセル粒子です。

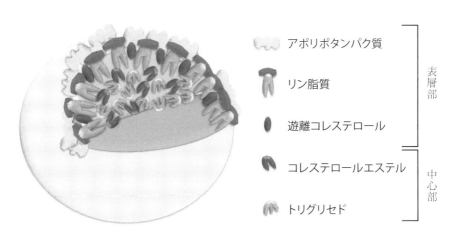

アポリポタンパク質 ┐
リン脂質 ├ 表層部
遊離コレステロール ┘
コレステロールエステル ┐中心部
トリグリセド ┘

図 1-1.　リポタンパクの構造

　そして、血中には大きく分けて4種類のリポタンパクがあると分類されてきましたが、その内の一つであるLDLを大

型LDLと小型LDLに分けるとカイロミクロン、VLDL（Very Low Density Lipoprotein）、大型LDL、小型LDL、HDL（High Density Lipoprotein）の5種類に分類できます。コア成分のコレステロールエステル（CE）とトリアシルグリセロール（TG）は密度が1.0より小さく、表層成分のリン脂質、アポリポタンパク、遊離コレステロールは密度が1.0より高いため、サイズと密度の間は反比例の関係になります。

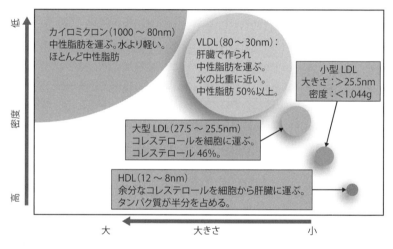

図 1-2.　リポタンパクの大きさと密度

　LDL粒子には1個ずつApoBという巨大タンパクが存在していて、ApoBの値はLDL粒子数を表しています。そのLDLのサイズで25.5nmより小さいものを小型LDL、25.5nmよりも大きいものを大型LDLと呼び、人によって大型LDLと小型LDLの比は異なっています。大型LDL比率の高い人をPattern A、小型LDL比率の高い人をPattern Bに分類すると、Pattern Bの人はPattern Aの人より冠動脈性心疾患（CHD）の発症率は3倍高いという試験結果が報告されています。

冠動脈疾患の発症率：Pattern B は Pattern A の３倍高い

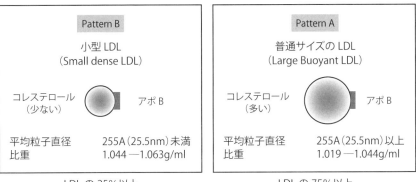

平野勉　*The Lipid Vol 27 (2007)*

図 1-3.　新しい動脈硬化の危険因子：小型 LDL

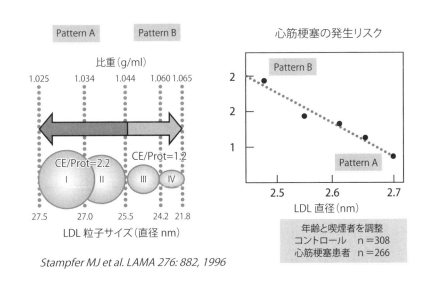

Stampfer MJ et al. LAMA 276: 882, 1996

図 1-4.　小型 LDL 比の高い人の心筋梗塞発症率は３倍

●なぜ小型LDLコレステロールは冠動脈疾患（CHD）発症率を高めるのでしょうか？

　LDLコレステロール値は血中のLDL粒子に含まれているコレステロールの量を数値化したものですが、健康上の悪はコレステロールそのものではなくてLDL粒子が血管内皮下に侵入し、酸化した状態、つまり、酸化LDLコレステロールになることです。小型LDLコレステロールは大型LDLコレステロールに比べ血管内皮に付着しやすい性質を持っています。そして、小型であるため血管内皮細胞の隙間から入り込み、病的な内皮と小型LDLコレステロールとの接触によって酸化されて異物の酸化LDLコレステロールに変化します。その異物を貪食したマクロファージは泡沫細胞に変化して血管壁に蓄積し、動脈硬化の基となるプラーク、そして、アテロームが形成されるというメカニズムです。

　LDL 粒子はコレステロールの他にリポタンパク，中性脂肪などで構成されていますが、粒子サイズは大小様々であり、血管内皮下への侵入しやすさや酸化LDL になりやすさが異なっているのです。サイズがより小さな小型LDLコレステロールは大型LDLコレステロールに比べて、LDL 受容体との親和性が低いために血中滞在時間が長く、サイズが小さいため血管内皮下に侵入しやすい、そして、抗酸化物質が乏しいために酸化LDLコレステロールになりやすいことが明らかにされています。そのため，小型LDLコレステロールは強い動脈硬化惹起性を持っているのです。

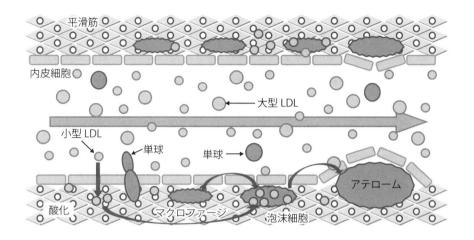

図 1-5.　小型 LDL が動脈硬化を引き起こすメカニズム

その2．LDL粒子はなぜ小型化するか？

●小型LDLコレステロールはどのようにして作られているか。

　LDL粒子のサイズを小型化する最も大きな要因は中性脂肪（トリグリセリド、TG）です。平野らのグループの研究（Hirano T, et al; Atherosclerosis 141; 77-85, 1998）によると、TGの高い人はLDL粒子のサイズが小さい小型LDLコレステロールが多いことが明かとなっています。

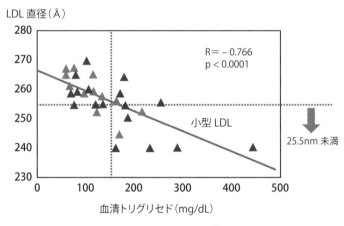

図1-6.　TGとLDLサイズの関係

　では、なぜTGが増加するとLDLコレステロールは小型化するのでしょうか？

　小型LDLコレステロールの生成は，血中中性脂肪値やインスリン抵抗性が高い場合に促されることが判っています。最も関係が深いと言われているのが血中中性脂肪値なのですが，空腹時の血中中性脂肪値だけでなく食後の血中中性脂肪上昇とも関

係しています。特に空腹時の血中中性脂肪値が正常域の場合には、小型LDLコレステロールは食後の血中中性脂肪値の上昇に起因して増えることが明らかにされています。

　TGを運ぶ粒子はカイロミクロンやVLDLなどの中性脂肪をたくさん含んでいるリポタンパク（トリグリセリドリッチリポタンパク、Triglyceride rich lipoprotein、TRL）です。TRLの血中濃度が高い人は高TG血症です。血中で、このTRL粒子がLDLと接触すると、TRLの中性脂肪がLDLの中に入り込みます。LDLが中性脂肪を受け取ると、代わりにコレステロールエステル（CE）をTRLに返します。これは1対1対応で、リピッドトランスファー（脂質交換）といいます。この中性脂肪が多くてCEが少ないこの粒子は非常に不安定で、肝臓の肝性リパーゼによって分解されます。その結果、コレステロールの少ない小型のLDLコレステロールとなるわけです。これが、中性脂肪の値が高いと小型LDLコレステロールができる理由なのです。

　小型LDLコレステロールが作られる上で最も大きな要因はTGなのですが、それに加えてインスリン抵抗性も大変重要になってきます。インスリン抵抗性は2型糖尿病やメタボリックシンドロームで起こるものなのです。LDLになる前のVLDL（LDLの前駆体といいます。）にはVLDL1とVLDL2があるのですが、インスリン抵抗性があるとVLDL1の方が選択的に肝臓から分泌されます。一方で、VLDL2はインスリンと関係なく分泌されVLDL2からLDLが生成します。VLDL1の方が表面積は大きくTGが豊富なのでLDLはVLDL1と優先的にリピッドトランスファー（脂質交換）することになり、小型LDLコレステロールが生成するのです。その結果、インスリン抵抗性があると小

型LDLコレステロールが増えることになるのです。

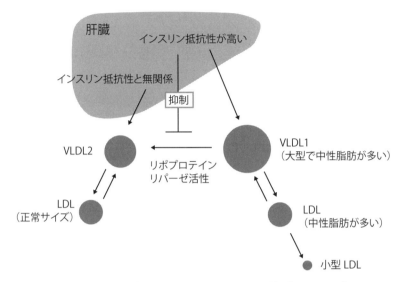

図 1-7.　小型 LDL コレステロールの生成メカニズム
（小型 LDL コレステロールと中性脂肪・インスリン抵抗性の関係）

　Reavenらは小型LDLコレステロールの多い人とインスリン抵抗性の関係を調べています。（Reaven GM. et. al., J. Clin. Invest 92; 141-146, 1993）一般住民のLDLの粒子サイズを測定し、Pattern A（大型LDLの含有量が多い人）とPattern B（小型LDLの含有量が多い人）に分けて、ブドウ糖負荷試験を行ったところ、Pattern Bの人のインスリン値は非常に高いことがわかり、インスリン抵抗性が認められました。このように小型LDLコレステロールが増えるとインスリン抵抗性がある人が多くなるという結果でした。

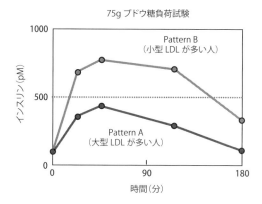

図 1-8.　小型 LDL コレステロールの多い人はインスリン抵抗性大

その3. 小型LDLコレステロールが冠動脈疾患の真の
リスクマーカー

●小型LDLコレステロールが冠動脈疾患（CHD）のリスクマーカー

　1万人近くの健常者とCHD患者のLDLコレステロールの値を比較した報告によりますとCHD患者の方が少し高いのですが有意差はついていません。しかし、小型LDLコレステロールを比較しますと明確な有意差（p<0.0001）が出ていて、CHD患者の方が明らかに小型LDLコレステロール値の高いことがわかります。健常者の小型LDLコレステロール値は約30mg/dLでCHD患者は50mg/dL以上でした。一方、大型LDLコレステロールを比較した場合はむしろ健常者の方が値は高く出ています。この報告で明らかに小型LDLコレステロールがCHD発症の真のリスクマーカーであることが分ります。

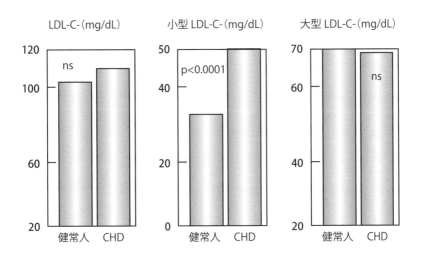

Hirano T, et al : Arterioscler Thromb Vasc Biol 24 ; 558-563, 2004

図 1-9.　冠動脈硬化（CHD）の発症リスクの診断

上記結果からわかるようにLDLコレステロールをCHDのリスクマーカーとすることは出来ません。たとえば、LDLコレステロールが130mg /dLであったとしてもCHDを発症する人もいれば発症しない人もいます。その理由は小型LDLコレステロール値にあるのです。LDLコレスレロール値が130mg /dLを示す健常人の小型LDLコレステロールは20mg /dLであり、同じくLDLコレステロール値は130mg /dLのCHD患者の小型LDLコレステロール値は50mg /dLです。よって、小型LDLコレステロールでこそ明確なリスク評価ができるのです。

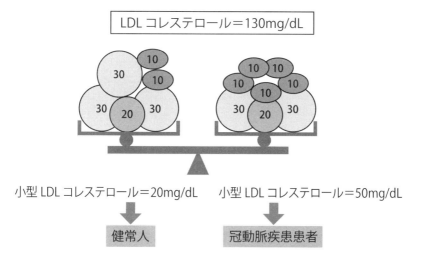

図 1-10.　小型 LDL コレステロール測定による冠動脈疾患（CHD）リスク診断

　次に、CHD患者を重症度別に軽度から重症度が増す順にQ1（N=29）、Q2（N=21）、Q3（N=14）、Q4（N=16）に分け、健常男性（N=95）と健常女性（N=47）のLDLコレステロール、小型LDLコレステロール、大型LDLコレステロールの測定を行った研究報告を紹介します。（ここでは、見やすくするため

にエラーバーを外しています。）この結果から、重症度と大型LDLコレステロール値に相関はないのですが、重症度が増すとともに小型LDLコレステロール値が上昇することが分ります。つまり、小型LDLコレステロールの測定でCHDの発症を予測できることが判ります。

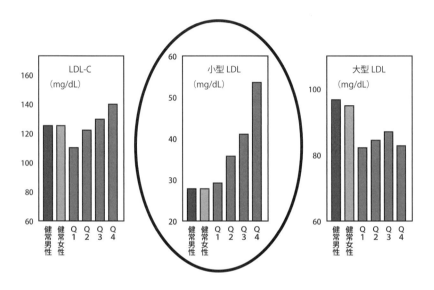

Koba S, Hirano T, et al: Arteriosclerosis 2006 189 ; 206-214

図 1-11.　冠動脈疾患（CHD）重症度と小型 LDL コレステロールの関係

●LDLコレステロールは心血管イベントの指標にならない

　さらに、一度CHDを起こした人が、もう一度心血管疾患を再発する割合を昭和大学病院で調べています。小型LDLコレステロールが35㎎/dL以上の人とそれ未満の人でイベントの発症率に大きな差があります。よって、この指標（35mg/dL以上か未満か）は心血管イベント発症の二次予防に役立つと思われます。一方、LDLコレステロールが100㎎/dL以上の人とそれ

未満の人では全く差がみられません。したがって、LDLコレステロールが100㎎/dL未満でも安心できなく、LDLコレステロールは心血管イベントの指標にならないことがわかります。

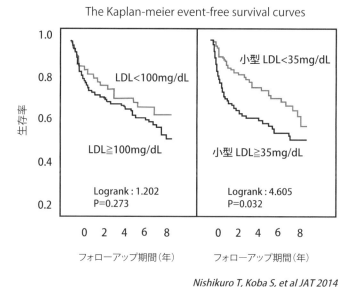

Nishikuro T, Koba S, et al JAT 2014

図 1-12. 冠動脈疾患（CHD）再発予防のための小型 LDL コレステロール測定の重要性

その4. 小型LDLコレステロールと糖尿病やメタボの関係

●小型LDLコレステロールは冠動脈疾患（CHD)だけではなく 糖尿病のリスクマーカーでもある

　平野教授の研究グループの報告（Hirano T, et al: Arterioscler Thromb Vasc Biol 24; 558-563, 2004 ）によると小型LDLコレステロールはCHDだけではなく糖尿病のリスクマーカーであることが分ります。LDLコレステロールを健常者と糖尿病患者で比較すると、少しだけ糖尿病患者の方が高いのですが、小型LDLコレステロールは大きく異なり、糖尿病患者は非常に高いことが判ります。その一方で、糖尿病患者の大型LDLコレステロールは減少しています。この結果からLDLコレステロールが糖尿病のリスク因子となっている理由は、実は、小型LDLコレステロールによるものであったことは明白です。

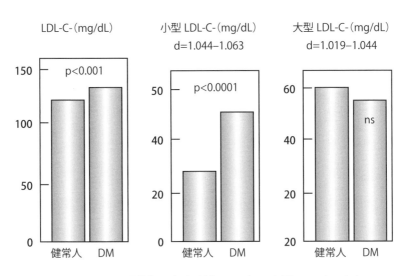

図 1-13.　2 型糖尿病患者(T2DM)の小型 LDL レベル

●小型LDLコレステロールとメタボリックシンドローム

　小型LDLコレステロールが冠動脈疾患（CHD）や糖尿病（MD）のリスク因子となっている研究報告と同様に、小型LDLコレステロールはメタボリックシンドロームとも関係することが、大阪大学と東京医科歯科大学との共同研究（Okazaki M, et al: Arterioscler Thromb Vasc Biol 2005;25:578-584）で明らかとされています。内臓脂肪面積が100㎠以上をメタボリックシンドロームと呼んでいますが、内臓脂肪面積をCTで撮影し、LDLコレステロールとの関係を、肥満日本人男性62名（22-67歳、BMI　26.8±4.6）で調査しています。LDLコレステロールとメタボリックシンドロームとの関係に相関はないのですが、LDLコレストロール粒子の大きさを比較したところ、内臓脂肪面積が増加すると、大型LDLコレステロール（25.5~28.6nm）は減少し、小型LDLコレステロール（23.0~25.5nm）と超小型LDLコレステロール（16.7~23.0nm）は増加していることが判りました。

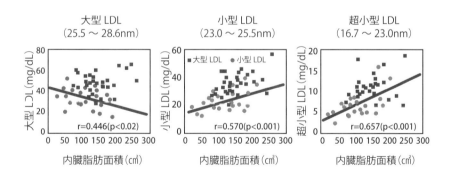

図 1-14.　メタボリックシンドロームと LDL コレステロールの大きさの関係

LDLコレステロールを、大型LDLコレステロール（25.5nm
＞）と小型LDLコレステロール（25.5nm≦）で分けると、大
型LDLコレステロールの場合はメタボリック症候群と健常人に
差はないのですが、メタボリック症候群の方の小型LDLコレス
テロールの濃度は大きく増加していることが判ります。

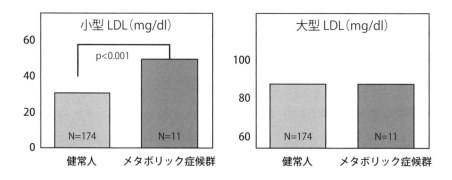

図 1-15.　メタボリックシンドロームと健常人の小型 LDL

●小型LDLコレステロールの測定方法

　ここで、小型LDLと小型LDLコレステロールの二つの測定に
ついて、その関係性とそれぞれの測定法について説明してお
きます。小型LDL は粒子数を見ており、小型LDLコレステロー
ル は小型LDL粒子に含まれているコレステロールを見ている
のですが，小型LDLと小型LDLコレステロールは相関関係にあ
るため同義とみなすことができます。以前は超遠心法，NMR法，
電気泳動法，HPLC法などによる小型LDL粒子数の測定法の利
用が多かったのですが、小型LDL粒子数の測定には特殊な分析
装置が必要であるなどの問題がありました。その後、平野らが、
リポタンパクの凝集性を利用した簡便な小型LDLコレステロー

ル 測定法を開発し、さらに本法が他の小型LDL 測定法と高い相関関係にあることを確認しました。現在，平野らの測定法を利用した小型LDLコレステロール測定キットがデンカ生研社より販売されていて、広く普及されつつあります（2019 年現在，日本各地の20を超える病院で検査することが可能）。また、この測定キットはアメリカの米国食品医薬品局（FDA）や中国の北京市食品薬品監督管理局（BFDA）でも承認されているのです。

その5. 医薬品による小型LDLコレステロールの減少

●小型LDLコレステロールを下げる治療薬について

　脂質異常症の患者に対する治療薬として、フィブラートとスタチンが知られていますが、その作用機序は異なります。フィブラートは核内受容体（PPARα）を活性化して、脂質代謝を改善します。すなわち、血液中のトリグリセリドやコレステロールを低下させ、HDLコレステロールは増加させます。一方、スタチンはHMG-CoA還元酵素阻害薬としてコレステロールの生合成を阻害して、コレステロールを低下させる治療薬です。どちらの治療薬も小型LDLコレステロールを減少させる効果が示されています。

　Tokunoら の 報 告（J Atherososeler Thromb 14 (3) 128. 2007）によりますと、スタチン系薬剤としてピタバスタチンを低用量の1㎎/日投与で12週間後、LDLコレステロール、小型LDLコレステロール、そして、大型LDLコレステロールもすべて20％低下することを明らかとしています。一方、フィブラート系薬剤のフェノフィブラートは投与量100㎎/日でTGを40％低下させることがわかりました。TGの減少により、小型LDLコレステロールは低下するのですが、大型LDLコレステロールは増加して、全体のLDLコレステロールは増えています。

　スタチン系薬剤の効果としては強力なスタチンほど小型LDLコレステロールを低下させることがSakumaらの報告（Progress in Medicine 2004）で明らかとなっています。アトルバスタチ

ン（リピトール）を10mg/日摂取した場合とプラバスタチン（メバロチン）を10mg/日摂取した場合の小型LDLコレステロールのそれぞれの変化について比較していますが、強力なスタチンであるリピトールの方がスタンダードのスタチンであるメバロチンに比べて大きく小型LDLコレステロールを減少させることが分かりました。

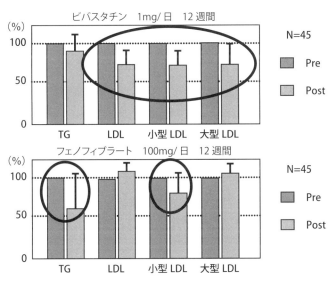

図1-16.　脂質異常症治療薬で小型LDLコレステロールは低下

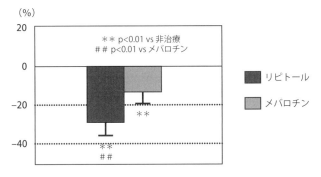

図1-17.　強力なスタチンほど小型LDLコレステロールは大きく低下

糖尿病の治療薬の中にも小型LDLコレステロールを低下させる作用のある治療薬があります。SGLT2阻害薬です。SGLT2阻害薬は血液中の過剰な糖を尿中に積極的に排出させて血糖値を下げる治療薬です。2015年にZinmanらはヨーロッパ糖尿病学会で糖尿病治療薬のSGLT 2 阻害薬投与がEMPA-REG OUTCOME試験において心筋梗塞などの心血管疾患の死亡率を低下させることを発表し、NEJM誌に報告しています。(Zinman et al.,N Engl J Med. 373(22) 2117 (2015)) エンパグリフロジン（SGLT2阻害薬）を2年間投与したところ、プラセボ群に比べて、心血管死発現率は38%有意（p<0.001）に低下することがあきらかとなりました。

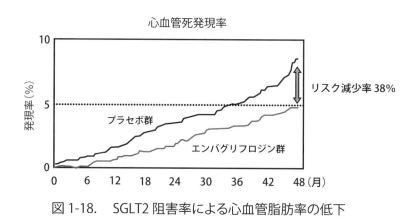

図 1-18.　SGLT2 阻害率による心血管脂肪率の低下

　ここで、大変興味深いことは、この試験においてエンパグリフロジン（SGLT2阻害薬）の投与により、LDLコレステロール値の上昇が観られることです。しかしながら、この上昇によって動脈硬化が増えることはないことも確認されました。このことは『LDLコレステロールは悪玉のコレステロール』というこれまでの常識を覆すこととなります。

林らの研究報告（Hayashi T, et al: Cardiovasc Diabetol 2017）では、心疾患治療効果が認められたSGLT2阻害薬を投与した20名の小型LDLコレステロールは20％減少していますが、大型LDLコレステロールは53％増加しており、全LDLコレステロールは14％増加していることを確かめています。つまり、LDLコレステロールは悪玉コレステロールではなく、真の悪玉コレステロールは小型LDLコレステロールであったことが、SGLT2阻害薬投与の研究によって明らかとなっているのです。

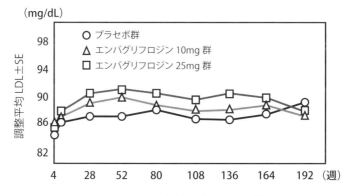

図 1-19.　SGLT2 阻害薬による LDL 値の上昇

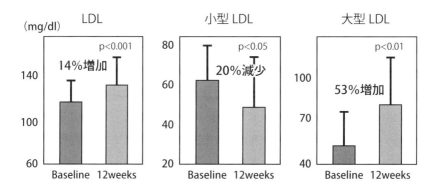

図 1-20.　SGLT2 阻害剤の投与での LDL 変化

第二章
機能性食品による
小型LDLコレステロールの低減

　小型LDLコレステロールは生活習慣病と関係しているため、食事や運動などの生活習慣の改善によって管理することが出来るものの、実際のところ、普段の生活習慣を大きく変えることはなかなか難しいものです。病気になった人に対してはスタチンやフィブラートなどの医薬品が小型LDL の低減に有効であることが報告されています。しかしながら、医薬品は病気ではない人のためのものにはなりえません。一方、病気ではない未病の人や健康に関心のある人は機能性食品を利用できるのですが、残念ながら、小型LDL コレステロール低減作用を目的とした機能性食品を見つけることができないのが現状です。そこで、『機能性食品による小型LDLコレステロールの低減』が本書の目的なのです。

その1. 難消化性α-オリゴ糖による
　　　小型LDLコレステロールの低減作用

●**難消化性α-オリゴ糖（物質名:α-シクロデキストリン）とは**
　難消化性α-オリゴ糖はグルコースが6 個環状に連なった構造をしています。環状の外側が親水性、空洞内が疎水性を示し、空洞内に脂溶性物質を取り込む、いわゆる包接作用を有する糖質です。

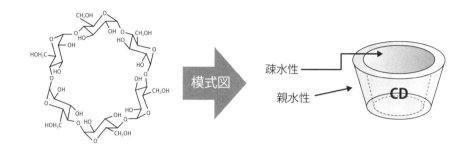

図 2-1.　α - オリゴ糖の分子構造と模式図

　難消化性 α-オリゴ糖を摂取した際、体内に存在する消化酵素（ α-アミラーゼ）では分解されず、腸内細菌叢に資化される特徴を持つことから、包接作用と食物繊維作用の両方を介した様々な機能を発揮します。難消化性 α-オリゴ糖の機能については、小型LDLコレステロール低減作用の他に、食後の血糖値上昇抑制作用、食後の血中中性脂肪値上昇抑制作用、LDLコレステロール低減作用、体脂肪低減作用、腸内環境改善作用、アテローム性動脈硬化抑制作用、体重減少作用などが挙げられます。

●難消化性α-オリゴ糖による小型LDL低減作用に関するヒト試験

　小型LDLコレステロールが増加する原因は中性脂肪（TG）の増加とインスリン抵抗性であることが判明していますので、まず、一つ目の機能性食品素材としては、そのどちらの原因にも対応できる物質である難消化性 α-オリゴ糖が挙げられます。

　真の悪玉としての性質が明らかとなってきた小型のLDLコレステロールに対し、難消化性 α-オリゴ糖によるその低減作用に関する研究があります。

これまでの研究では、血中脂質が高い肥満の健常人、II型糖尿病患者、動物試験の実施により、難消化性α-オリゴ糖が脂質代謝および糖代謝に関して様々な有用性を持つことは突き止められています。しかし、糖尿病や肥満病でなく、血中脂質が正常域にある健康な人への作用に関しては調べられていなかったため、NIHの研究グループは脂質および糖質パラメーターが正常域な健常人を対象に検討を実施しました。二重盲検クロスオーバー試験で、難消化性α-オリゴ糖を食事ごとに2g、1日6g摂取し、脂質パラメーターと糖質パラメーターを調査しました。その結果、12〜14週間、難消化性α-オリゴ糖を摂取することで、プラセボと比べて小型LDLコレステロールが10％低減され、顕著に低値を示すことが認められました。

表2-1　難消化性α-オリゴ糖による14週間後の脂質とリポタンパク質の変化

脂質とリポタンパク質	プラセボ	α-オリゴ糖	p
コレステロール（<200mg/dL）	180 ± 4	180 ± 4	0.82
中性脂肪（<150mg/dL）	97 ± 6	100 ± 6	0.92
LDL（<1000nmol/L）	1038 ± 47	1005 ± 45	0.16
小型LDL（<1317nmol/L）	**405 ± 38**	**365 ± 35**	**0.04**
HDL（24–49 μmol/L）	35 ± 1	35 ± 1	0.90

　また、空腹時のグルコース値がプラセボと比較して約1.6％減の低値を示し、インスリン抵抗性指数においては約11％減と有意な低値を示すことも確認されています。

●なぜ、難消化性α-オリゴ糖が脳梗塞や心筋梗塞の元となる 脂質異常症の改善や予防に有効なのか

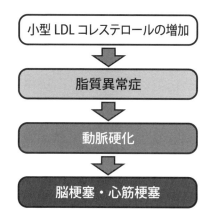

図 2-2. 脳梗塞・心筋梗塞は小型 LDL コレステロールの増加が原因

　まず、『脂質異常症』について説明します。以前は『高脂血症』といわれていたのに、なぜ、今は『脂質異常症』というか、それは善玉のHDLコレステロールは高い方が好ましいからです。よって、現在の脂質異常症の診断基準は以下になります。

● LDLコレステロール　　　140mg/dL以上
● 中性脂肪　　　　　　　　150mg/dL以上
● HDLコレステロール　　　　40mg/dL未満

　次にコレステロールの説明です。ヒトの体は60兆個の細胞から成り立っています。この細胞を包んでいる細胞膜の材料がコレステロールです。コレステロールは肝臓で作られ、カラダの恒常性を保つホルモンなどの機能性物質に変換されたり、消化吸収を助ける胆汁になります。コレステロールは血液中で全

身に運ばれますが、この運び役がLDLコレステロールとHDLコレステロールなのです。LDLコレステロールはコレステロールを細胞に運ぶ役なのですが、過剰に運んでしまい、その結果、脂質異常となりますので、『悪玉』と呼ばれ、この過剰に運ばれたコレステロールを回収するのがHDLコレステロールの役目ですので『善玉』と呼ばれています。

　これらLDLコレステロールとHDLコレステロールがバランス良く働けば、コレステロールは一定に保たれるのですが、LDLコレステロールとHDLコレステロールのバランスが崩れると、つまり、LDLコレステロールが高くなり、HDLコレステロールが低くなると、血管に障害が起きて、心筋梗塞や脳梗塞となってしまうといわれています。これが一般常識でした。しかしながら、最近になって血管に障害を起こすのは、LDLコレステロールの中の小型LDLコレステロールであることが判ってきました。

　私たちが普段食事から摂取している脂は飽和脂肪酸と不飽和脂肪酸の2種類に分けられます。LDLコレステロールとHDLコレステロールのバランスが崩れる大きな原因の一つに飽和脂肪酸があります。飽和脂肪酸は肉やバターなどの動物性脂肪に多く含まれ、LDLコレステロールの中の小型LDLコレステロールを増やし、その一方、不飽和脂肪酸は魚や植物に多く含まれ、健康に良い油です。また、HDLコレステロールを増やすには、禁煙や有酸素運動が有効です。

　ここで、中性脂肪の値にも注意が必要です。増えすぎるとLDLコレステロールの中の『真の悪玉』である小型LDLコレステロー

ルを増やしてしまうのです。この『真の悪玉』は血管壁に入り込み、プラークができやすく、徐々に成長したプラークは血管を封鎖し、心筋梗塞や脳梗塞の発症リスクが上昇することも考えられます。中性脂肪の値の高い人はアルコールや糖分の摂取を控えることが大切です。なぜなら、アルコールや糖分は肝臓や筋肉・脂肪組織において中性脂肪に変換されてしまうからです。

　難消化性α-オリゴ糖を摂取すると『真の悪玉』である小型LDLコレステロールが減少する理由として難消化性α-オリゴ糖の中性脂肪低減作用とインスリン抵抗性の改善を挙げましたが、実は、それらの理由だけにとどまらず、他の食物繊維にはない難消化性α-オリゴ糖が持つ特別の作用があります。

　難消化性α-オリゴ糖には摂取した脂の中で健康に良い不飽和脂肪酸は生体内に吸収し、反対に、体に悪い小型LDLコレストロールを増やす飽和脂肪酸を選択的に排泄するという作用があるのです。以下、その作用を示す論文を紹介しておきます。

　マウスに対して食餌に難消化性α-オリゴ糖を混ぜて14週間摂取させたα-オリゴ糖群（n=20）と難消化性α-オリゴ糖の代わりに等量のセルロースを混ぜて摂取させたセルロース群（n=20）の血漿中の脂肪酸組成の差を調べたところ、難消化性α-オリゴ糖群の場合、善玉の脂であるオレイン酸、アラキドン酸、DHAなどの不飽和脂肪酸は増加し、悪玉の脂であるパルミチン酸やステアリン酸などの飽和脂肪酸は減少すること、そして、飽和脂肪酸よりもさらに悪玉のトランス脂肪酸も飽和脂肪酸と同様に減少することが明かとなっています。

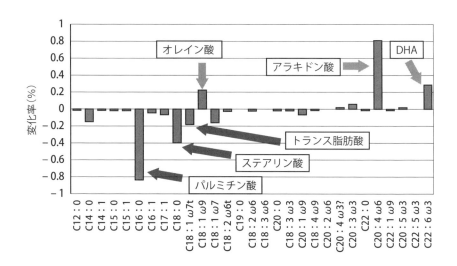

図 2-3.　難消化性 α - オリゴ糖摂取による血漿中脂肪酸組成の変化

このように、難消化性 α -オリゴ糖を摂取して血中の飽和脂肪酸を減少させることが、血中の小型LDLコレステロールを減少させ、動脈硬化予防、ひいては、脳梗塞や心筋梗塞の予防につながることが明かとなっているのです。

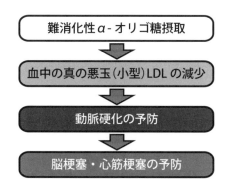

図 2-4.　難消化性 α - オリゴ糖摂取による脳梗塞・心筋梗塞の予防

●難消化性α-オリゴ糖による小型LDLコレステロール低減作用の作用機序についての考察

　小型LDLコレステロールの生成には血中中性脂肪値とインスリン抵抗性が関係していることは既に説明しました。難消化性α-オリゴ糖の小型LDL コレステロール低減効果の作用機序についても食後の血中中性脂肪値の上昇抑制作用とインスリン感受性改善作用が関与していると考えられていて、その作用機序を裏付ける研究報告を次に紹介します。

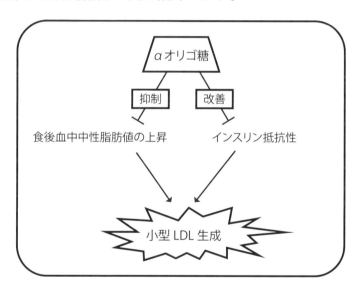

図2-5.　推定されるα-オリゴ糖の小型LDLコレステロール低減作用の作用機序

　難消化性α-オリゴ糖を食事とともに2g 摂取することにより，難消化性α-オリゴ糖は食後血中中性脂肪値の上昇を抑えることが報告されています。難消化性α-オリゴ糖の摂取量やタイミングは小型LDLコレステロール低減作用に関する報告と同じです。そのため，難消化性α-オリゴ糖は食後の血中中性

脂肪値の上昇抑制作用を介して小型LDLコレステロールを低減させている可能性が考えられます。難消化性 α -オリゴ糖が食後血中中性脂肪値の上昇を抑制する理由は、食事とともに摂取した難消化性 α -オリゴ糖が食事由来の中性脂肪や脂肪酸を包接することによって吸収を抑制することに起因していると考察されています。食後の血中中性脂肪値上昇抑制作用を有する他の機能性表示が可能な食物繊維は、通常食事とともに5g の摂取を必要とします。一日3回の食事で15g必要なのです。しかし、難消化性 α -オリゴ糖は2g で効果を示すため、1 日6g（毎食2g）の摂取で食事3 回分の血中中性脂肪値上昇を抑えることができるのです。

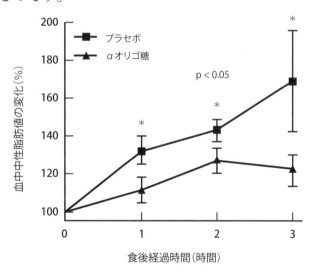

図 2-6.　 α オリゴ糖の食後血中中性脂肪の上昇抑制作用

　糖尿病患者のインスリン抵抗性が高いことは良く知られていますが，小型LDLコレステロールは糖尿病患者ではない健常人でもインスリン抵抗性指数と高い相関性を持っています。そし

て、難消化性 α-オリゴ糖は上述の小型LDL 低減作用の研究において インスリン抵抗性指数の低下作用を示すことが報告されているのです。

表2-2　α-オリゴ糖のインスリン抵抗性低減作用

グルコース代謝に関連する項目	プラセボ	α - オリゴ糖	p 値
血糖値（mg/dL）	88 ± 0.9	87 ± 0.7	0.05
インスリン（mcU/mL）	7.1 ± 0.5	7.3 ± 0.6	0.56
HbA1C（%）	5.3 ± 0.4	5.3 ± 0.4	0.46
インスリン抵抗性指数（LIRI＊）	1.6 ± 0.1	1.4 ± 0.1	0.04

＊ Lipoprotein Insulin Resistance Index

インスリン抵抗性はインスリン感受性と密接に関係しており，インスリン感受性は腸内細菌叢や食事として摂取する脂肪酸に影響を受けます。腸内細菌叢が乱れるとインスリン感受性が低下することが知られています。つまり、腸内細菌叢が乱れると腸内細菌代謝物である短鎖脂肪酸生成量が減り，内毒素とも言われるLPS（lipopolysaccharide）が増ええます。短鎖脂肪酸は腸管細胞からの粘液産生を増加させ、バリア機能を保持する機能を持つため、短鎖脂肪酸が減るとバリア機能が低下します。そうするとLPSは体内に流入しやすくなり、血中に入ったLPSはインスリン感受性を低下させることが判っています。この生理作用に対して、難消化性 α-オリゴ糖は腸内の乳酸菌やバクテロイデス菌を増やし、短鎖脂肪酸の産生量を増加させるため、インスリン感受性を改善する作用を持つ可能性があります。さらに、飽和脂肪酸の摂取はインスリン感受性を下げ、多価不飽

和脂肪酸の摂取はインスリン感受性を上げることが知られていますが、難消化性 α-オリゴ糖は飽和脂肪酸を包接することによって選択的に排泄させる作用を持つことや血中の長鎖飽和脂肪酸を低減させ、多価不飽和脂肪酸を増加させる作用を持つことが報告されています。これらの研究報告から推察して、難消化性 α-オリゴ糖は腸内細菌叢の改善作用とともに脂肪酸選択的な排泄作用を介してインスリン感受性を改善していると考えられます。

その2. ω3不飽和脂肪酸による
小型LDLコレステロールの低減作用

●亜麻仁油による小型LDLコレステロールの低減効果

　二つ目に注目したい機能性成分は中性脂肪低減効果のあるω3不飽和脂肪酸です。ω3不飽和脂肪酸と言えば魚油のEPA・DHAを思い浮かべる方は多いはずですが、実は、植物油である亜麻仁油やエゴマ油にもα-リノレン酸というω3不飽和脂肪酸が60％という高濃度で含まれているのです。

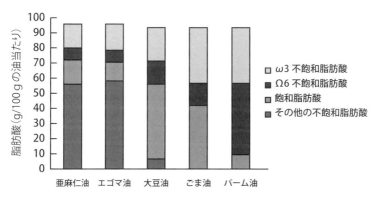

図2-7.　各植物油の脂肪酸含有率

　亜麻仁油かエゴマ油を毎日スプーン１杯だけ摂取すれば、中性脂肪は顕著に低減することがわかっています。そこで、当然、中性脂肪低減による小型LDLコレステロールに低減効果が期待できることが最近の研究で明らかとなっています。亜麻仁油を毎日摂取したところ、４週間後には、初期値から小型LDLコレステロールは25.8％減少し、12週間後も21.2％減少していました。その一方でプラセボとして摂取してもらったコーン油に

は、まったく小型LDLコレステロールの低減効果は観られていません。

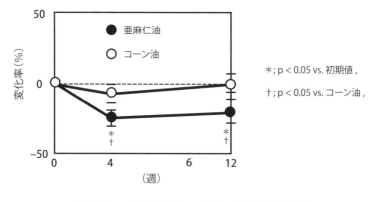

図 2-8.　亜麻仁油の小型 LDL 低減作用

●難消化性α-オリゴ糖による亜麻仁油の酸化に対する安定化

　このように植物油の中でもω3不飽和脂肪酸であるαリノレン酸を60％含有する亜麻仁油は中性脂肪を低減することで小型LDLコレステロールを低減出来ることが分かりました。しかしながら、亜麻仁油に含まれるω3不飽和脂肪酸は空気中の酸素によって酸化を受けやすい物質ですので、安定化の必要があります。そこで、私たちは3種の環状オリゴ糖を用いて亜麻仁油の包接体を作り、それらの酸化に対する安定性改善の検討をしました。尚、この検討にはランシマットという加熱下でさらに強制的に酸素を与えて酸化されやすい過酷な条件で安定性を検討できる機器を用いています。

　その結果、**図2-10**のインダクション時間（Induction Time）は酸化されるまでに要する時間ですので、亜麻仁油のみであると酸化されやすい、α、β、γ-オリゴ糖の何れの環状オリゴ糖で

も酸化安定性は高まることが分かりました。そして、大変興味深いことに、亜麻仁油と同様に小型LDLコレステロールの低減効果を有する難消化性のα-オリゴ糖（α-CD）によって得られる包接体（FO-αCD）が最も安定性が高くなることが分かりました。

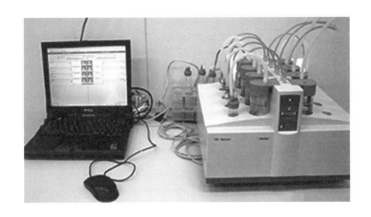

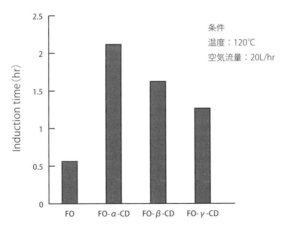

図2-10.　亜麻仁油（FO）の環状オリゴ糖包接による安定性向上

●難消化性α-オリゴ糖による亜麻仁油の生体吸収性の向上

　次に、環状オリゴ糖で包接安定化した亜麻仁油のα-リノレ

ン酸が腸管から効率よく吸収されるかどうかについてビトロ試験を検討しました。吸収率は溶解度と相関がありますので、食後人工腸液（FeSSIF）を用いて、未包接の亜麻仁油と各包接体に含まれるα-リノレン酸の溶解度を調べたところ、最も安定性の高いα-オリゴ糖包接体（FO-α-CD）が最も溶解度も改善されること、つまり、腸管からのα-リノレン酸の吸収性もα-オリゴ糖によって改善されると思われる結果が得られました。尚、使用した食後人工腸液は3mL中にタウロコール酸Na（30mM）、レシチン（7.5mM）、NaCl（346mM）、酢酸（288mM）、CaCl 2（20mM）とともにトリグリセリドを分解するためにリパーゼ（脂肪分解酵素）の含まれるパンクレアチンを400unit/mLを加えています。亜麻仁油に含まれるα-リノレン酸はトリグリセリドの形で存在していて、リパーゼで遊離脂肪酸に分解されないと吸収されなく、遊離脂肪酸となったα-リノレン酸の腸液内での溶解度を確認するためです。

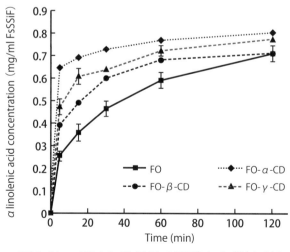

図2-11.　亜麻仁油（FO）の環状オリゴ糖包接による
人工腸液における溶解度向上

その3. ヒトケミカルによる
小型LDLコレステロールの減少作用

●三大ヒトケミカルによる糖・脂質代謝

　三大ヒトケミカルとは、人の全身の60兆個の細胞の中に数百個から3000個存在する小器官のミトコンドリアで働く機能性成分で、コエンザイムQ10、R-αリポ酸、そして、L-カルニチンのことです。ミトコンドリアは細胞内のエネルギー産生工場と呼ばれており、三大栄養素である脂質、タンパク質、糖質を代謝してエネルギーに変換しているのですが、そのエネルギー変換工程で必要な成分がこの三大ヒトケミカルなのです。L-カルニチンは脂質の脂肪酸をミトコンドリア内に運ぶ役目、R-αリポ酸はミトコンドリア内で糖質のブドウ糖を代謝する役目、そして、コエンザイムQ10は三大栄養素が代謝されて得られたエネルギーの前駆物質を最終工程の電子伝達系においてエネルギー物質であるATPに変換する補酵素としての役目を担っています。つまり、これらの3大ヒトケミカルが一つでも欠けると脂肪酸もブドウ糖も代謝されずエネルギー生産は出来ないわけです。

　峰村らのグループは2003年にヒトケミカルのコエンザイムQ10とL-カルニチン摂取による体脂肪率の変化をBMI値と体脂肪率の近い成人女性60名に摂取してもらって検討しています。その結果、コエンザイムQ10とL-カルニチンに体脂肪低減に対する相乗効果を確認しています。

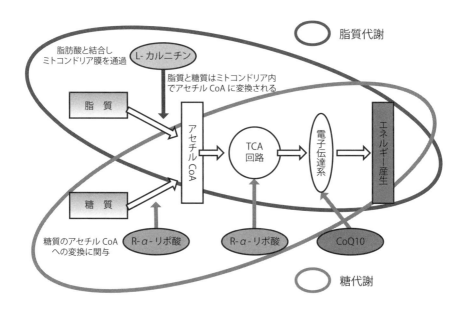

図 2-12. ミトコンドリアにおける三大ヒトケミカルによる糖・脂質代謝

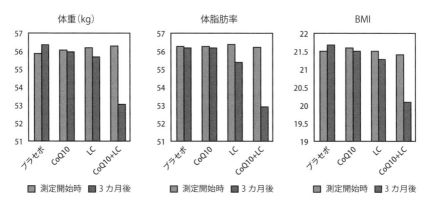

図 2-13. CoQ10 と L- カルニチンの相乗的脂肪燃焼効果

　このように、ヒトケミカルのコエンザイムQ10とL-カルニチ

ンの摂取による脂質代謝作用は小型LDLの低減効果が期待でき
ますが、その一方で、コエンザイムQ10とR-αリポ酸の摂取に
よる糖代謝促進作用もインスリン抵抗性を改善し、小型LDLコ
レステロールの低減効果が期待できます。

●ヒトケミカルとアディポネクチン

　脂肪細胞はアディポネクチンの分泌を介して糖・脂質代謝に
関与しています。脂肪細胞から分泌される善玉のアディポサイ
トカインであるアディポネクチンは、"やせホルモン"とも呼ば
れ、インスリン抵抗性を改善し、糖や脂質代謝を促進させる働
きがあります。そして、このアディポネクチンと小型LDLコレ
ステロール値には負の相関があることが知られています。つま
り、アディポネクチンを増やすことが出来れば小型LDLコレス
テロールを減らすことが出来るわけです。

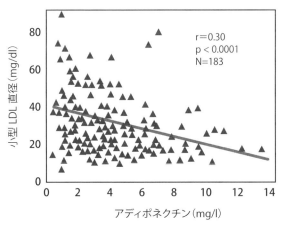

図2-14.　小型LDLとアディポネクチンの関係

　ヒトケミカルのコエンザイムQ10とR-αリポ酸にはいずれに
もアディポネクチンを増やす作用が知られています。ラットの

内臓脂肪細胞を培養し、コエンザイムQ10のγCD包接体を添加したところ、無添加のコントロール群に比べ、8日後のアディポネクチン量は有意（p<0.05）に増加することが確認されています。

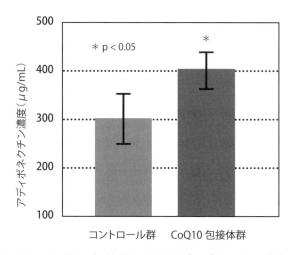

図2-15.　CoQ10包接体によるアディポネクチン産生の向上

　また、KKAy糖尿病モデルマウスへの高脂肪食に各種αリポ酸を添加し6群（1．αリポ酸無添加の高脂肪食群、2．γCD投与群、3. RS-ALA（αリポ酸ラセミ体；天然のR体と非天然のS体を50％ずつ）、4．RS-ALA（αリポ酸ラセミ体のγCD包接体群）、5. R-ALAγCD（R-αリポ酸 ‐ γCD包接体群）、6. S-ALAγCD（S- αリポ酸-γCD包接体）に分けて、1ヶ月間投与した際の血漿中アディポネクチン濃度を比較したところ、αリポ酸無添加の高脂肪食群に比べ、天然のR-αリポ酸-γCD包接体（R-ALAγCD）を添加した群が最も高いアディポネクチン濃度を示しました。

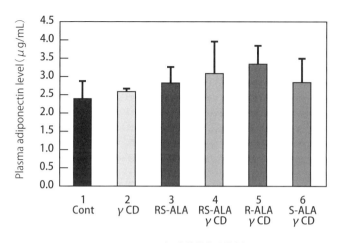

（日本薬学会近畿支部 2013 において発表）

図 2-16.　R-αリポ酸包接体によるアディポネクチン産生の向上

　このように、コエンザイムQ10とR-αリポ酸のいずれのヒト
ケミカルも生体内アディポネクチンの分泌量を増加させる効果
があり、アディポネクチン増加による小型LDLコレステロール
の低減を期待できることが分かりました。

●小型LDLコレステロールとインスリン抵抗性

　さらに、ヒトケミカルのR-αリポ酸には糖代謝によるエネル
ギー産生作用が知られていますので、抗糖尿病効果を期待し
て血漿中のヘモグロビンA1c（HbA1c）濃度も比較したところ、
やはり、αリポ酸無添加の高脂肪食群に比べ、天然のR-αリポ
酸-γCD包接体（R-ALAγCD）を添加した群の方が有意（p<0.05）
にHbA1c濃度は低下していることを確かめています。

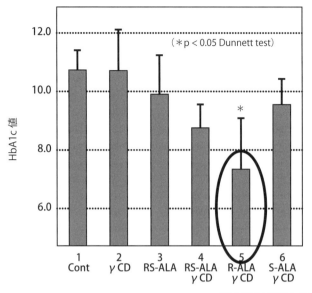

（日本薬学会近畿支部 2013 において発表）

図 2-17.　R-αリポ酸γCD 包接体による血漿中 HbA1c 濃度の低減

　この結果から、R-αリポ酸はインスリン抵抗性を改善できる
ものと考えられます。インスリン抵抗性と小型LDLコレステロ
ールは正の相関のあることが知られていますので、R-αリポ酸

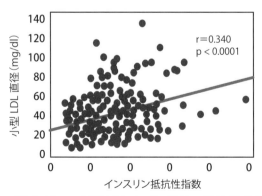

図 2-18.　小型 LDL とインスリン抵抗性の関係

は小型LDLコレステロールの低減に有効であると考えられます。

　ペルオキシソーム増殖剤活性化レセプターガンマ（PPARγ）は、核内受容体スーパーファミリーに属する転写因子であり、肥満や2型糖尿病との関連で注目されていて、アディポネクチンと同様にインスリン抵抗性に関与しています。そして、PPARγの発現量が増すとインスリン抵抗性は改善することが知られています。そこで、糖尿病モデルマウスを3群（Group 1：高脂肪食群、Group 2：高脂肪食＋天然型R-αリポ酸γ-CD包接体投与群、Group 3：高脂肪食＋非天然型S-αリポ酸γ-CD包接体投与群）に分け、1ヶ月間投与後のPPARγの発現量を比較しています。その結果、天然型のR-αリポ酸の投与群にPPARγの発現量の増加が観られ、インスリン抵抗性を改善できることが判りました。

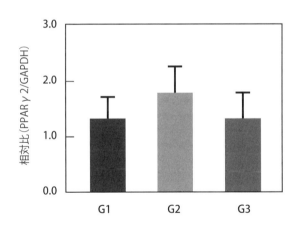

図2-19.　R-αリポ酸によるインスリン抵抗性改善効果（PPARγ）

　同実験において、天然型のR-αリポ酸の投与群でアディポネクチンも増加することが確認され、PPARγとアディポネクチ

ンの双方からR-αリポ酸のインスリン抵抗性の改善効果のあることが明かとなっています。

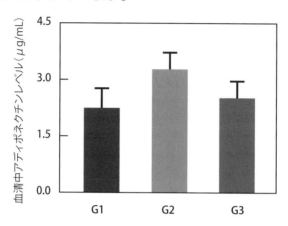

図2-20. R-αリポ酸によるインスリン抵抗性改善効果(アディポネクチン)

●R-αリポ酸の小型LDLコレステロール低減作用

PCSK9という生体内に存在するタンパク質を減らすと小型LDLコレステロールは低減することが知られています。PCSK9はプロタンパク質転換酵素サブチリシン/ケキシン9型の略でLDLコレステロールを維持するために働くタンパク質です。PCSK9は肝細胞の表面に発現したLDL受容体と結合後、複合体を形成し、LDL受容体の分解を促進することでLDL受容体数を減少させ、LDL受容体数の減少により血中LDLコレステロール濃度を上昇させます。したがって、PCSK9が減少すれば、血中LDLコレステロールも低減することになります。

肥満は健康に対する最も重大な脅威であり、インスリン抵抗性、脂質異常症、脂肪肝など肥満関連の代謝異常は、心血管疾患および糖尿病のリスク上昇に大きく寄与しています。肥満の

方が高脂肪・高カロリーの食事を続けるとそれらのリスクはさらに高まるのですが、高脂肪・高カロリーの食事をする際にR-αリポ酸を一緒に摂取しておくと生体内のPCSK9というタンパク質が減少し、小型LDLコレステロールが低減して心血管疾患や糖尿病のリスクが減少する可能性のあることが肥満モデルラットを使った実験で明らかとなっています

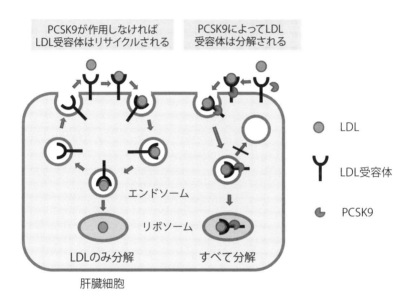

図 2-21. PCSK9 による LDL 受容体の分解

　肥満モデルラット（16匹）を12時間の明暗サイクルで温度管理されたケージ（20℃）に個別収容し、水は自由摂取させています。試験開始時に、高脂肪食（HF）群（n=8）と0.25％のR-αリポ酸（LA）を添加した高脂肪食（HF-LA）群にランダムに割り当てられ、R-αリポ酸は食欲抑制作用を有しているため、HF群とHF-LA群間で同様のカロリー摂取を確保するためにペアフィードを行っています。

R-αリポ酸摂取（HF-LA）群では、高脂肪食（HF）群と比較
して最終週（22, 25, 30日目）に大幅に体重が減少しています。
給餌試験期間中の摂餌量と総カロリー量は2群間で差がなかっ
たので、食欲抑制とは無関係に体重増加に対するR-αリポ酸の
抑制効果があったと考えられます。

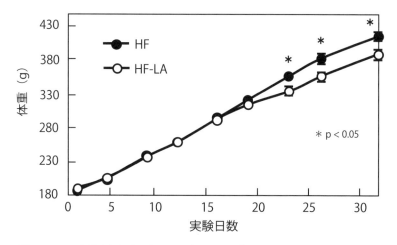

図2-22.　高脂肪食(HF)および R-αリポ酸(LA)による体重変化

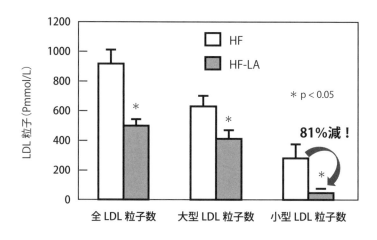

図2-23.　高脂肪食(HF)および R-αリポ酸(LA)による LDL 粒子数の減少

LA-HF群はHF群と比較して小型LDL粒子数は81%大きく減少していました。

R-αリポ酸の摂取は、血漿グルコース濃度を変えることなく（p>0.05）、血漿インスリンを減少させ（p<0.05）、インスリン感受性のマーカーであるグルコース/インスリン比 を6倍に増加させています。これは、インスリン抵抗性の改善でもあります。

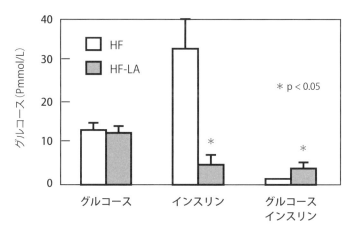

図 2-24.　R-αリポ酸（LA）によるインスリン感受性の改善

それでは、PCSK9についての評価です。LDL粒子数、特に、小型LDL粒子数の低減作用はPCSK9濃度に関与していると考えられます。実際に、R-αリポ酸摂取群（LA-HF群）はHF群と比較して、血清PCSK9濃度は70％も低下していることが明かとなりました。

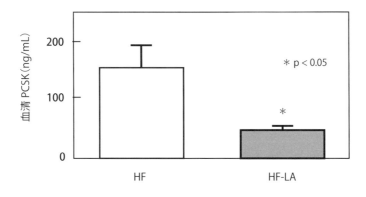

図 2-25.　R-αリポ酸（LA）による血清 PCSK9 の低下作用

　以上をまとめます。肥満モデルラットに対してR-αリポ酸の摂取はインスリン抵抗性の改善とともにPCSK9の血中濃度を低下させることでLDL受容体の減少を抑え、その結果、真の悪玉コレステロールである小型LDLコレステロールは減少し、心血管疾患や糖尿病のリスクが減少できる可能性が示されました。

●3大ヒトケミカルの摂取の重要性

　3大ヒトケミカルが減少するとエネルギー生産量が減少するので、当然、中性脂肪値や血糖値は高くなってきます。そして、それは、小型LDLコレストロールが増えることも意味します。そこで、小型LDLコレステロールを低減させるためにも3大ヒトケミカルの摂取は重要となります。

　第一章で脂質異常症治療薬であるスタチン系薬剤を摂取すれば小型LDLは低減することを説明しました。しかし、スタチン系薬剤にはヒトケミカルのコエンザイムQ10の体内生産量を減少させる副作用があります。コレステロール合成系とCoQ10

合成系には共通部分があり、スタチン系薬剤はコレステロール
と共にCoQ10合成も阻害するからです。

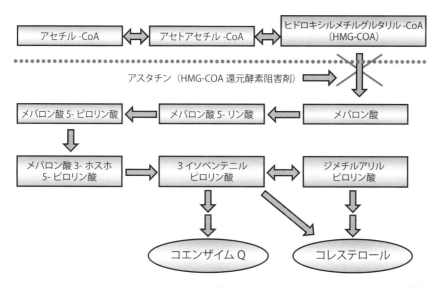

Palomaeki A, et al, J. Lipid Res., 39 (1998) より改変

図 2-26.　コレステロールの生合成経路

　そこで、小型LDLコレステロールを低減するためにアトルバ
スタチンやメバロチンを摂取している脂質異常症患者はコエン
ザイムQ10の積極的な摂取を心掛けることが必要なのです。

おわりに

　小型LDLコレステロールと動脈硬化、脳梗塞、心筋梗塞などの重篤な血管障害との密接な関係はこれまで既に多くの学術論文で明らかになっています。表紙の図のようにLDLコレステロールは130㎎/mLでそれほど高値ではないにもかかわらず、小型LDLコレステロールが50㎎/mLと高値のために冠動脈疾患を患い帰らぬ人となったケースは頻繁に起こっています。私の身近でも、小型LDLコレステロールが高いと思われる人が、大動脈剥離を起こし、一生涯、透析を続けなければならなくなった人や足の動脈硬化（下肢閉塞性動脈硬化症）によるしびれや痛みを放置し、脳卒中で倒れた人がいます。

　小型LDLコレステロールは、従来のCHD のリスクマーカーであるLDLコレステロールが高い状態でなくてもリスクマーカーとして機能するため，健康診断において小型LDLコレステロールを検査しておくことは非常に重要です。小型LDLコレステロールと中性脂肪値には相関がありますので、もし、健康診断で中性脂肪値が高い場合は、かならず小型LDLコレステロールの検査を行いましょう。

　重大な疾患を患ってからでは遅く、私は多くの方々に小型LDLコレステロールについて知ってもらい、自分自身だけでなく家族、自分の身近の未病（病気一歩手前）にあるかもしれない方々を救うためにも、スーパー食物繊維である難消化性α-オリゴ糖、亜麻仁油やエゴマ油に含まれるω3不飽和脂肪酸、そして、ヒトケミカルは小型LDLコレステロールを下げる作用を持っていることをぜひ知ってほしいのです。これらの機能性食品を知ってもらうことで、病気ではない未病の人や健康に関心がある人の健康の維持・増進に少しでも寄与できれば幸いです。

寄社紹介

■寺尾 啓二（てらお けいじ）
工学博士　専門分野：有機合成化学
シクロケムグループ
　（株式会社シクロケム、株式会社コサナ、株式会社シクロケムバイオ）代表
神戸大学大学院医学研究科 客員教授
神戸女子大学健康福祉学部 客員教授
モンゴル国立大学　応用科学工学部　客員教授

ラジオNIKKEI 健康ネットワーク　パーソナリティ　http://www.radionikkei.jp/kenkounet/
ブログ　まめ知識（健康編）http://blog.livedoor.jp/cyclochem02/
ブログ　まめ知識（化学編）http://blog.livedoor.jp/cyclochem03/

1986年、京都大学大学院工学研究科博士課程修了。京都大学工学博士号取得。ドイツワッカーケミー社ミュンヘン本社、ワッカーケミカルズイーストアジア株式会社勤務を経て、2002年、株式会社シクロケム設立。2012年、神戸大学大学院医学研究科 客員教授、神戸女子大学健康福祉学部 客員教授に就任。専門は有機合成化学。

著書
『食品開発者のためのシクロデキストリン入門』 日本食糧新聞社
『化粧品開発とナノテクノロジー』共著　シーエムシー出版
『機能性食品・サプリメント開発のための化学知識』 日本食糧新聞社
『日本人の体質に合った本当に老けない食事術』 宝島社　　　　ほか多数

環状オリゴ糖シリーズ	1	スーパー難消化性デキストリン"αオリゴ糖"	定価本体 400円〜600円
	2	αオリゴパウダー入門	
	3	マヌカαオリゴパウダーのちから	
	4	αオリゴ糖の応用技術集	
	5	γオリゴ糖の応用技術集	

健康・化学まめ知識シリーズ	1	ヒトケミカルでケイジング(健康的なエイジング) 〜老いないカラダを作る〜	定価本体 400円〜500円
	2	スキンケアのための科学	
	3	筋肉増強による基礎代謝の改善	
	4	脳機能改善のための栄養素について	
	5	文系のための有機化学講座	
	6	脂肪酸の種類と健康への影響	
	7	ヒトケミカル —カラダの機能を調節して健康寿命を延ばす—	
	8	機能性栄養素ヒトケミカルQ&A —美容、スポーツパフォーマンス、生活習慣病、 　真の介護予防のために—	
	9	ミトコンドリアとヒトケミカル	